Calvin Kurnia

Antropometria clínica

Calvin Kurnia

Antropometria clínica

Índices Faciais e Conceitos de Estética da Etnia Chinesa na Indonésia

ScienciaScripts

Imprint
Any brand names and product names mentioned in this book are subject to trademark, brand or patent protection and are trademarks or registered trademarks of their respective holders. The use of brand names, product names, common names, trade names, product descriptions etc. even without a particular marking in this work is in no way to be construed to mean that such names may be regarded as unrestricted in respect of trademark and brand protection legislation and could thus be used by anyone.

Cover image: www.ingimage.com

This book is a translation from the original published under ISBN 978-3-659-69414-1.

Publisher:
Sciencia Scripts
is a trademark of
Dodo Books Indian Ocean Ltd. and OmniScriptum S.R.L publishing group

120 High Road, East Finchley, London, N2 9ED, United Kingdom
Str. Armeneasca 28/1, office 1, Chisinau MD-2012, Republic of Moldova, Europe
Printed at: see last page
ISBN: 978-620-8-36573-8

ÍNDICE

RECONHECIMENTO

Em primeiro lugar, o autor gostaria de agradecer a presença do Senhor Jesus Cristo pelo Seu amor e graça, por dar sabedoria e força para terminar o livro intitulado "Antropometria Clínica: Índices Faciais e Conceito de Estética na Etnia Chinesa". Gostaria também de expressar a minha gratidão aos meus pais, à minha família, aos meus amigos e também aos meus colegas da Faculdade de Medicina Dentária da Maranatha Christian University, que continuaram a dar a sua ajuda, contribuição e apoio para a publicação deste livro.

SOLI DEO GLORIA

CAPÍTULO 1

INTRODUÇÃO

A disposição dos dentes e a aparência facial desempenham um papel importante na estética facial, uma vez que podem afetar a atratividade da pessoa.[(1)] Os problemas estéticos faciais estão intimamente relacionados com a distorção e a assimetria da face, que podem causar problemas psicossociais. Por conseguinte, é necessário efetuar um exame antropométrico para detetar qualquer desproporção antropométrica,[(2)] além disso, a morfologia facial humana também está relacionada com a arcada maxilar, a arcada mandibular e a posição dos dentes, principalmente dos incisivos.[(3)] O tratamento ortodôntico é um ramo da medicina dentária que pode ser utilizado para corrigir a morfologia facial. Através de medidas antropométricas, é possível determinar a proporção da face antes e depois do tratamento.[(2)]

A antropometria deriva do grego, ou seja, "*anthropos*" que significa humano e "*metry*" significa medir, pelo que a antropometria é uma ciência que trata da medição do tamanho, peso e proporções do corpo humano. A medição antropométrica pode ser efectuada utilizando técnicas de medição específicas. [(4)]

A medição das partes do corpo tem sido praticada desde a antiguidade, nomeadamente no Egito, para ver o tamanho, a forma e a proporção da parte do corpo a ser expressa nas artes. O antigo filósofo grego Protágoras (c. 490-420 a.C.) afirmou que "o homem é a medida de todas as coisas". Este foi o conceito mais tarde desenvolvido pelo arquiteto e engenheiro romano Vitrúvio no seu livro "De Architectura". A partir daí, Vitrúvio inspirou Leonardo da Vinci (1452-1519), um homem renascentista criador da famosa obra "Homem Vitruviano". Muitos outros artistas também contribuíram para o nascimento da antropometria, pois passaram as suas carreiras a estudar, medir e fazer catálogos da figura humana para melhorar as suas pinturas e esculturas. [(5)]

Albrecht Durer (1471-1528), o alemão contemporâneo de Leonardo da Vinci, produziu os Quatro Livros das Proporções Humanas, que um dos actuais especialistas em antropometria considera como o ponto de partida da profissão. Outro anatomista alemão, Johann Sigismund Elsholtz, foi o primeiro homem a desenvolver as ciências antropométricas na sua tese de doutoramento na Universidade de Padia, em 1654. (5,6)

No século XX, o arquiteto Charles-Édouard Jeanneret-Gris, "Le Corbusier" (1887-1965), desenvolveu o seu próprio cânone pessoal de proporção baseado no corpo humano. Publicado pela primeira vez em 1948 e posteriormente traduzido para inglês em 1954. (5)

A antropometria desenvolveu-se rapidamente e a investigação atual neste domínio divide-se geralmente em duas categorias: (5)

1. Antropometria estática (antropometria estrutural)
2. Antropometria dinâmica (antropometria funcional)

A antropometria estática diz respeito ao tamanho do corpo, por exemplo, a medição das dimensões do corpo numa série de posturas fixas padrão, como estar de pé ou sentado, enquanto a antropometria dinâmica diz respeito às acções realizadas pelo corpo. (5)

Atualmente, a utilização da antropometria é muito vasta e inclui ciências multidisciplinares que são úteis para cirurgiões reconstrutivos, cirurgiões plásticos, cirurgiões orais, ortodontistas, bem como peritos forenses.(7)

As utilizações da antropometria são:

1. Medir a alteração após o tratamento cirúrgico-ortodôntico.
2. Relacionar a magnitude das alterações dos índices faciais (comparando as antes e depois do tratamento) com avaliação clínica. (8)
3. Determinação da idade, do sexo e da raça de um indivíduo, aplicada em antropologia, arqueologia, anatomia e ciências forenses. (9)
4. Como dados que podem ser aplicados na conceção de vários tipos de produtos, tais como chapéus, capacetes, óculos de proteção, etc. (10)
5. Utilização no sistema de reconhecimento facial através do cálculo de distâncias e rácios para um ponto de referência comum (como nos olhos, orelhas, nariz e boca). (11)

CAPÍTULO 2

DESENVOLVIMENTO EMBRIOLÓGICO DO ROSTO

A estrutura embrionária da cabeça e do pescoço é o aparelho faríngeo (constituído por arcos faríngeos, bolsas faríngeas, sulcos faríngeos e membranas faríngeas), que contribui para a formação da cabeça e do pescoço. Os primeiros arcos faríngeos são muito importantes para o desenvolvimento da face e do pescoço e desenvolvem duas proeminências, que são [(12)]

- A proeminência maxilar (mais pequena) dá origem à maxila, ao osso zigomático e à parte escamosa do osso temporal
- A proeminência mandibular (maior) forma a mandíbula

No início da quarta semana, os primórdios faciais começam a aparecer em torno do estomodeu primordial e o desenvolvimento depende da influência indutiva dos centros organizadores. No desenvolvimento da face, há cinco primórdios faciais, que aparecem ao redor do estomodeu (primórdio da boca), são eles:

- A proeminência frontonasal única
- A proeminência maxilar emparelhada
- A proeminência mandibular emparelhada

Ambas as proeminências emparelhadas são derivadas do primeiro par de arcos faríngeos. As proeminências são produzidas pelo mesênquima derivado das células da crista neural que migram para os arcos durante a quarta semana de desenvolvimento. (12)

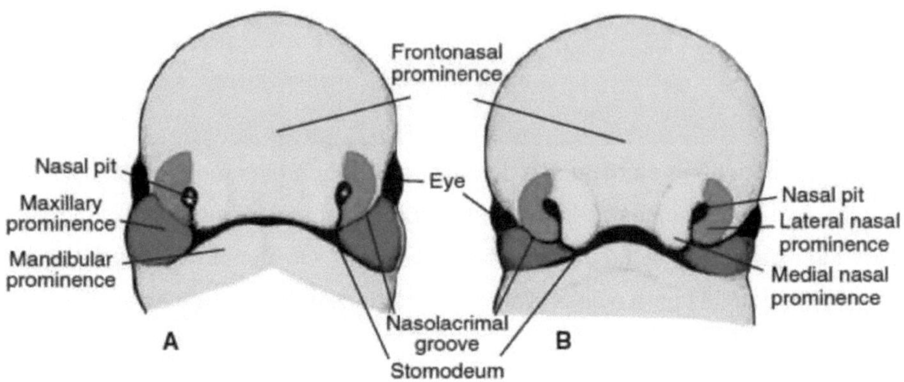

Figura 2.1 Desenvolvimento da face A. Embrião de 5 semanas; B. Embrião de 6 semanas. ( )[13]

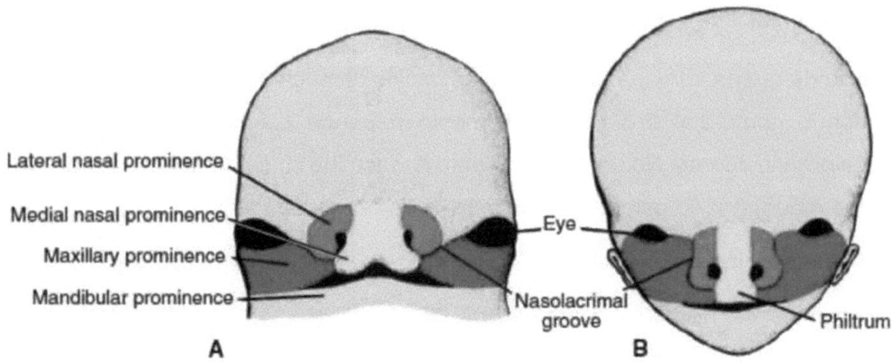

Figura 2.2 Desenvolvimento da face A. Embrião de 7 semanas; B. Embrião de 10 semanas. ( )[13]

A parte frontal da proeminência frontonasal forma a testa e a parte nasal forma o limite rostral do estomodeu e do nariz. As proeminências maxilares formam os limites laterais do estomodeu, enquanto as proeminências mandibulares formam o limite caudal da boca primordial. O maxilar inferior e o lábio inferior são as primeiras partes da face a formar-se, resultando da fusão das extremidades mesiais das proeminências mandibulares.

No final da quarta semana, os espessamentos bilaterais do ectoderma superficial do placode nasal desenvolveram-se nas partes inferolaterais da proeminência frontonasal, que se elevaram para formar as proeminências nasais laterais e mediais e, mais tarde, para formar as narinas e também como o limite do saco nasal (primórdio da cavidade nasal). [12]

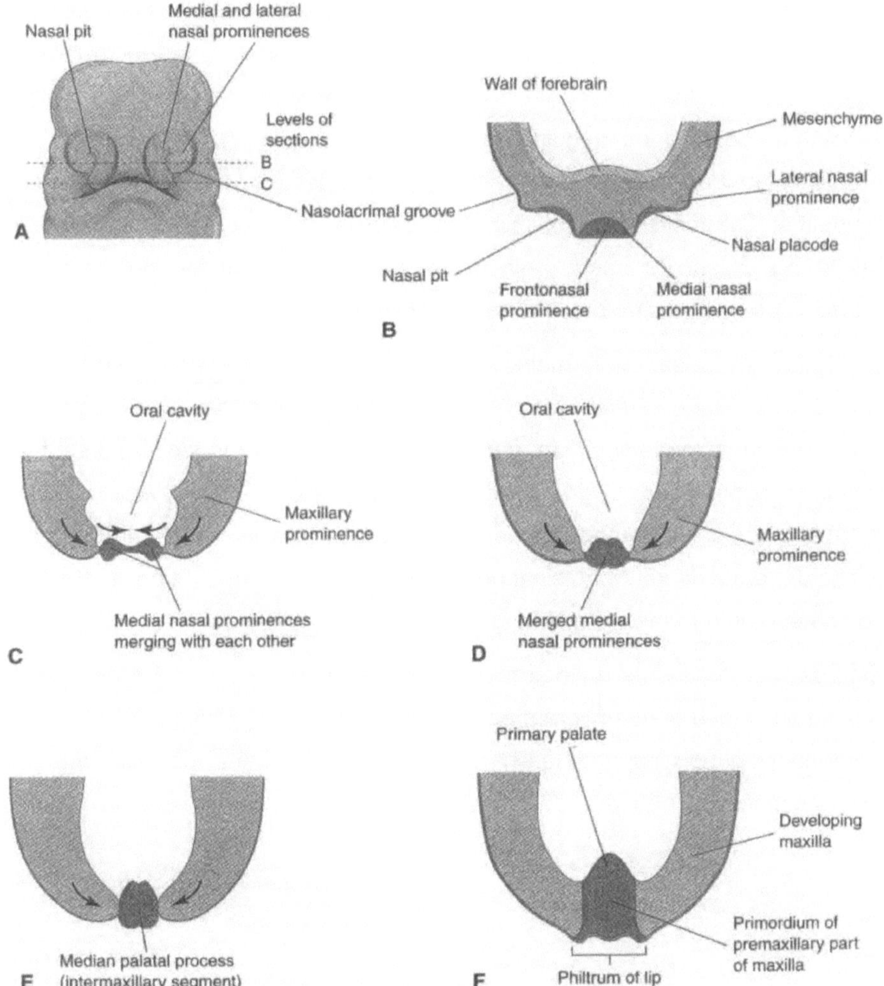

Figura 2.3 Desenvolvimento da maxila, palato e lábio superior. (12)

Entre as semanas 7 e 10, as proeminências nasais mediais fundem-se umas com as outras e com as proeminências nasais maxilares e laterais. A fusão das proeminências nasais mediais e maxilares resulta na continuidade da mandíbula e do lábio superiores e na separação das fossas nasais do estomodeu. À medida que as proeminências nasais mediais se fundem, formam um segmento intermaxilar, que dá origem à parte média profunda do lábio superior, à parte pré-maxilar da maxila e à gengiva associada, e ao palato primário. [12]

Molecularmente, as células da crista neural surgem a partir de células neuroepiteliais adjacentes ao ectoderma de superfície ao longo dos bordos das pregas neurais. A sinalização da proteína morfogenética óssea (BMP) é importante para estabelecer esta região de borda e, em seguida, regula a expressão de WNT1 para fazer com que as células da crista em perspetiva sofram uma transição epitelial para mesenquimal e comecem a sua migração para o mesênquima circundante. As bolsas faríngeas são formadas pela migração de células endodérmicas porque estimuladas por factores de crescimento de fibroblastos (FGFs).

À medida que as bolsas se formam, expressam um padrão muito caraterístico de genes. BMP7, FGF8, PAX1, SHH são exemplos de genes que regulam a diferenciação e a modelação do mesênquima do arco faríngeo em estruturas esqueléticas específicas. O grupo de genes HOX (HOXA2, HOXA3, HOXB3 e HOXD3) tem um papel como factores de transcrição que permitem que cada arco responda de forma diferente ao sinal proveniente da endoderme da bolsa, de modo que o primeiro arco forma a maxila e a mandíbula.

O resto da face óssea, as regiões média e superior da face também derivam de células da crista neural que migram para a proeminência frontonasal, SHH e FGF8 desempenham papéis importantes na modelação desta área, mas as interações genéticas específicas não são conhecidas. [13]

CAPÍTULO 3

ANATOMIA DA FACE FORMADORA DE OSSO

O esqueleto ósseo da face (também chamado: esqueleto facial ou viscerocrânio) é constituído por: [14]

- Um par de ossos nasais
- Ossos zigomáticos
- Maxila
- Ossos palatinos
- Ossos lacrimais
- Um osso vomeriano não emparelhado
- Conchas nasais inferiores

A mandíbula não faz parte do crânio nem do esqueleto facial.

Ossos zigomáticos e nasais

O rebordo lateral inferior da órbita, bem como a parte lateral do rebordo inferior da órbita, é formado pelo osso zigomático (a maçã do rosto). Superiormente, na região nasal, os ossos nasais emparelhados articulam-se entre si na linha média e com o osso frontal superiormente. O centro da sutura frontonasal formada pela articulação dos ossos nasais e do osso frontal é o násio.

Lateralmente, cada osso nasal articula-se com o processo frontal de cada maxila. Inferiormente, a abertura piriforme é a grande abertura na região nasal e a abertura anterior da cavidade nasal. É delimitada superiormente pelos ossos nasais e lateral e inferiormente por cada maxila. [15]

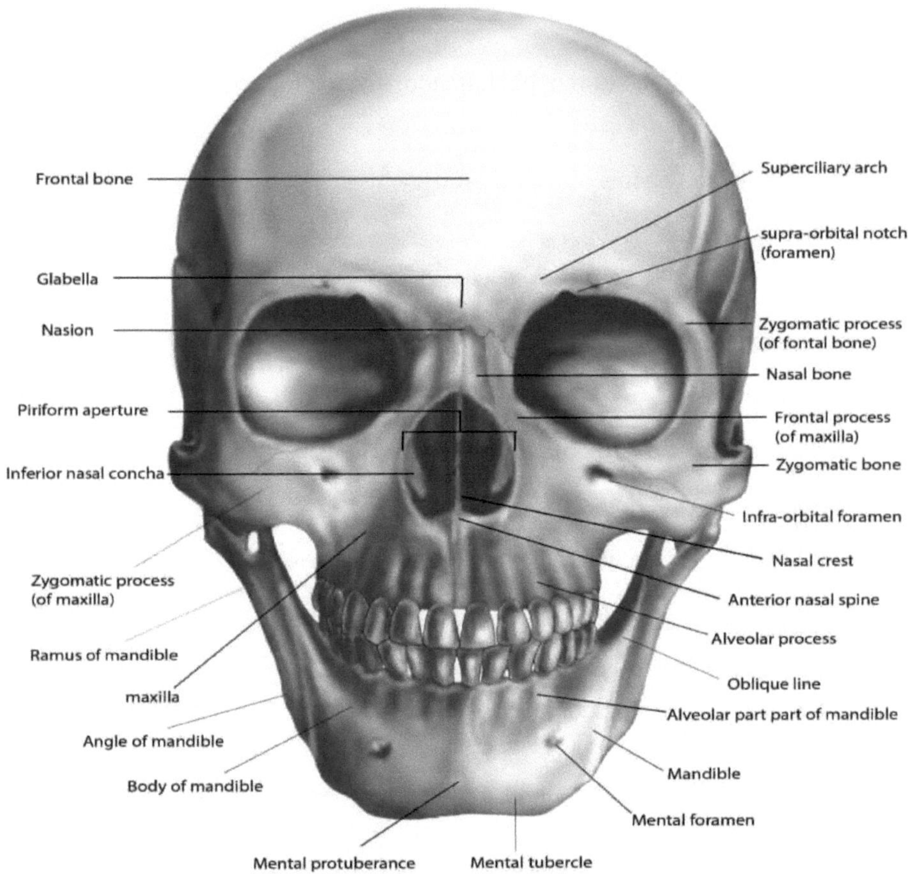

Figura 3.1 Vista anterior do crânio

Maxila

A parte do rosto situada entre a órbita e os dentes superiores e cada maxilar superior é formada pelo maxilar superior emparelhado.

Superiormente, cada maxila contribui para as bordas inferior e medial da órbita. Lateralmente, o processo zigomático de cada maxila articula-se com o osso zigomático e, medialmente, o processo frontal de cada maxila articula-se com o osso frontal. Inferiormente, a parte de cada maxila, lateral à abertura da cavidade nasal, é o corpo da maxila.

Na superfície anterior do corpo do maxilar, abaixo do bordo inferior da órbita, encontra-se o forame infraorbitário.

A parte inferior de cada maxilar termina como o processo alveolar, que mantém os dentes na sua posição e forma o maxilar superior. [15]

Vómer

O vômer é fino, plano e quase trapezoidal. Forma a parte posteroinferior do septo nasal e apresenta duas superfícies e quatro bordas. Ambas as superfícies são marcadas por sulcos para nervos e vasos. Um sulco proeminente para o nervo e vasos nasopalatinos encontra-se obliquamente num plano anteroinferior. A borda superior é a mais espessa e possui um sulco profundo entre as asas salientes, que se encaixa no rostro do corpo do osso esfenoide. As asas articulam-se com as conchas esfenoidais, os processos vaginais das placas pterigóides mediais do osso esfenoide e os processos esfenoidais dos ossos palatinos. Quando cada ala se situa entre o corpo do esfenoide e o processo vaginal, a sua superfície inferior ajuda a formar o canal vomerovaginal. O bordo inferior articula-se com as cristas nasais medianas dos ossos maxilar e palatino. O bordo anterior é o mais longo e articula-se na sua metade superior com a placa perpendicular do osso etmoide. O bordo posterior, côncavo, é espesso e bífido em cima e fino em baixo: separa as aberturas nasais posteriores. A extremidade anterior do vômer articula-se com a margem posterior da crista incisiva do maxilar e desce entre os canais incisivos. [16]

Ossos palatinos

Os ossos palatinos consistem num osso em forma de "L" que contribui para o teto da cavidade oral, sendo essas partes a placa horizontal e o processo piramidal.

A placa horizontal projecta-se medialmente a partir do aspeto inferior do osso palatino e está ligada por suturas ao seu parceiro no meio e no mesmo lado com o processo palatino da maxila em anterior.

Uma única espinha nasal posterior é formada na linha média onde as duas placas horizontais se unem e se projecta para trás a partir da margem do palato duro. A margem posterior das placas horizontais e a espinha nasal posterior estão ligadas ao palato mole.

O forame palatino maior, formado principalmente pela lâmina horizontal do osso palatino e completado lateralmente pela parte adjacente da maxila, abre-se na parte póstero-lateral da lâmina horizontal. Este forame é a abertura inferior do canal palatino, que se continua na fossa pterigopalatina superiormente e transmite o nervo palatino maior e os vasos ao palato.

O forame palatino menor também tem uma abertura no osso palatino. Este forame é a abertura inferior do canal palatino menor, que se ramifica do canal palatino maior e transmite o nervo palatino menor e os vasos para o palato mole.

O processo piramidal projecta-se posteriormente e preenche o espaço entre as extremidades inferiores das placas medial e lateral do processo pterigoide do osso esfenoide. [(15)]

CAPÍTULO 4

CRESCIMENTO E DESENVOLVIMENTO DO ROSTO

O período de crescimento e desenvolvimento pós-natal do ser humano divide-se geralmente em infância (primeiros 2 anos de pós-natal), infância (2-10 anos nas mulheres e 212 anos nos homens) e adolescência (10-18 anos nas mulheres e 12-20 anos nos homens). A face tem um desenvolvimento muito rápido durante o período pré-natal e o período pós-natal inicial, após o qual o crescimento abranda e volta a aumentar durante a puberdade, acabando por parar o processo de crescimento. O crescimento no sexo feminino pára aos 18 anos e no sexo masculino aos 20 anos. No período pós-natal, a face continuará a crescer, até que na idade adulta a face obtenha uma proporção quase igual entre a face superior, a face média e a face inferior. O desenvolvimento dos ossos craniofaciais atinge 45% ao nascimento e 70% aos 7 anos de idade. A altura facial ao nascimento atinge 40% da altura facial adulta e a largura facial atinge 45% da largura facial adulta. [(17)]

O crescimento e desenvolvimento da face ocorre como resultado do desenvolvimento de suturas e remodelação óssea, as suturas fibrosas permitem que o cérebro e a calvária aumentem de tamanho durante a infância. O aumento de tamanho é maior durante os primeiros 2 anos de vida, mas a calvária continua a expandir-se para se adaptar ao crescimento do cérebro até aproximadamente aos 16 anos, após o que o tamanho aumenta ligeiramente durante os 3 a 4 anos seguintes como resultado do espessamento dos ossos. A força resultante do desenvolvimento destas suturas deriva do desenvolvimento dos lobos temporal e frontal do cérebro. A mandíbula é a parte mais dinâmica do osso humano, o seu tamanho e forma mudam consideravelmente com a idade. O crescimento e o desenvolvimento da mandíbula ocorrem devido à remodelação e proliferação da cartilagem condilar, que pode elevar e alargar o ramo da mandíbula. Os ossos da face sofrem ossificação intramembranosa, que é a formação de ossos sem preceder a cartilagem. [(6,12,18)]

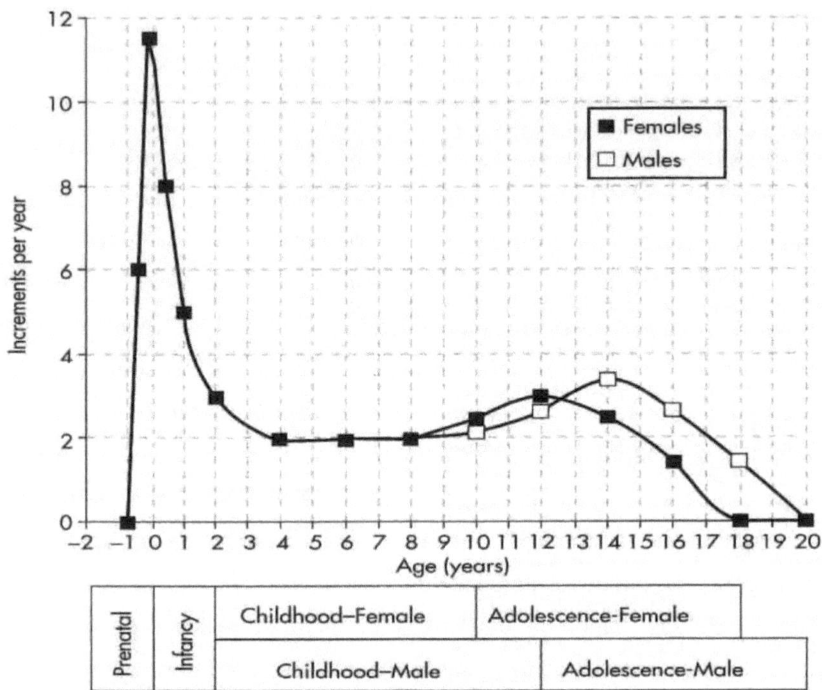

Figura 4.1 Crescimento e desenvolvimento humano. ( )[17]

O desenvolvimento da maxila ocorre para baixo e para a frente da base do crânio. Este desenvolvimento pode ocorrer devido à pressão gerada pelo desenvolvimento da base do crânio e das suas suturas. O alongamento da base do crânio causa depressão da maxila para a frente. Aos 7 anos de idade, o desenvolvimento da base do crânio pára, desde então o desenvolvimento das suturas é o único mecanismo que faz com que a maxila cresça para a frente. O desenvolvimento das suturas na parte posterior e superior do maxilar faz com que o maxilar cresça para a frente e para baixo. [(6)]

Na mandíbula, o ramo e o côndilo crescem para cima e para trás, pelo que indiretamente a mandíbula sofre um deslocamento para a frente e para baixo. A parte média da base do crânio também cresce devido à deslocação secundária da mandíbula. [(6)]

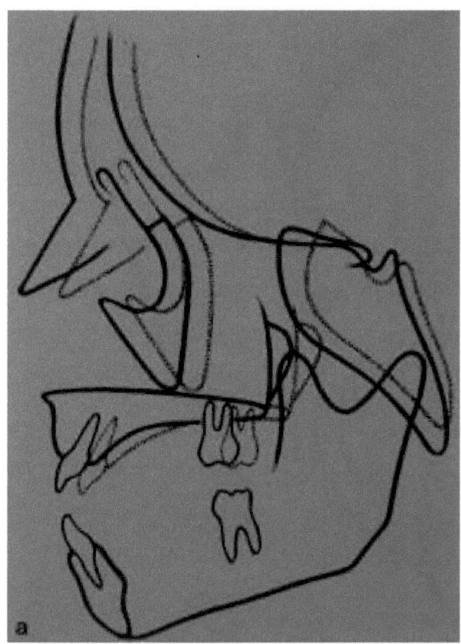

Figura 4.2 Crescimento e desenvolvimento da Face. [18]

Também se regista um rápido crescimento da face e dos maxilares com a erupção dos dentes primários (decíduos). Estas alterações faciais são mais acentuadas após a erupção dos dentes secundários (permanentes). Há também um aumento simultâneo das regiões frontal e facial, associado ao aumento do tamanho dos seios paranasais. [12]

O arco zigomático desenvolveu-se no sentido inferolateral, com aposição na parte lateral e reabsorção da parte média do arco. [3]

CAPÍTULO 5

ÍNDICES FACIAIS E FORMA

A avaliação antropométrica começa com a identificação da localização do parâmetro antropométrico no sujeito, que pode ser visível ou palpável (pele ou osso) no sujeito. A medição deve ser efectuada cuidadosamente, de acordo com os procedimentos específicos e utilizando um dispositivo de medição como um paquímetro ou uma fita métrica. (6)

Seguem-se os parâmetros antropométricos utilizados nas medições antropométricas do rosto. (6)

Quadro 5.1 Pontos e definição dos parâmetros antropométricos/)[6]

Não	Ponto de parâmetro	Definição
1	Gnação (gn)	O ponto mais baixo da linha média no bordo inferior do queixo
2	Nasion (n)	O ponto médio da sutura nasofrontal
3	Sublabial (sl)	O ponto médio do sulco Labiomental
4	Subnasal (sn)	A junção entre a borda inferior do septo nasal, a divisória que divide as narinas, e a porção cutânea do lábio superior na linha média
5	Zygion (zy)	O ponto mais lateral do arco zigomático
6	Stomion (sto)	O ponto médio da fissura labial quando os lábios estão fechados naturalmente
7	Cheilion (ch)	O canto exterior da boca onde os bordos exteriores dos vermelhões superior e inferior se encontram

As medições antropométricas faciais são efectuadas através da ligação entre esses pontos, de acordo com o índice que será medido.

Tabela 5.2 Medidas faciais e pontos de referência. (6)

Não	Nome da medição	Pontos de referência
1	Altura facial morfológica	n-gn
2	Largura facial máxima	zy-zy
3	Altura da face superior	n-sto
4	Altura facial inferior	sn-gn
5	Altura do queixo	sl-gn
6	Largura da fissura labial	ch-ch-ch

Os índices antropométricos faciais são úteis para descrever as proporções faciais. Em poucas décadas, os índices faciais, com uma versão modificada, têm sido amplamente utilizados para fins médicos e de investigação. Com base nestes índices, é possível determinar o grau de desproporção em várias partes do corpo humano em resultado de perturbações hormonais, congénitas, traumáticas e outras anomalias. [(6)]

Na formulação dos índices antropométricos, a menor medida é multiplicada por 100 (numerador) e dividida pela maior medida (denominador). Assim, a medida menor é expressa como uma percentagem da maior. A fórmula geral é: [(6)]

$$\text{Index (I)} = \frac{\text{Numerator (smaller measurement) x 100}}{\text{Denominator (larger measurement)}}$$

Seguem-se alguns exemplos de fórmulas de cálculo de índices antropométricos: [(6)]

$$\text{Cephalic index} = \frac{\text{Maximal width of the head (eu-eu) x 100}}{\text{Maximal lenght of the head (g-op)}}$$

$$\text{Facial index} = \frac{\text{Morphological facial height (n-gn) x 100}}{\text{Bizygomatic facial width (zy-zy)}}$$

$$\text{Upper facial index} = \frac{\text{Upper facial height (n-sto) x 100}}{\text{Bizygomatic facial width (zy-zy)}}$$

$$\text{Nasal index} = \frac{\text{Nose width (al-al) x 100}}{\text{Nose height (n-sn)}}$$

A forma facial está relacionada com a forma da arcada dentária. No entanto, a relação direta entre a forma facial e a forma da arcada dentária ainda não é conhecida com exatidão. A forma facial geral pode ser determinada através do cálculo do índice facial (n-gn / zy-zy). De acordo com Martin e Saller (1957), existem cinco tipos de classificação da forma facial, nomeadamente [19]

Tabela 5.3 Classificação da forma facial e do valor do índice [19]

Forma do rosto	Valor do índice
Hipereuriprosop	≤ 78.9
Euriprosop	79.0 - 83.9
Mesoprosop	84.0 - 87.9
Leptoprosop	88.0 - 92.9
Hiperleptoprosop	≥ 93.0

O tipo facial euriprosso apresenta uma forma facial curta e larga, enquanto o mesoprosso apresenta um tamanho facial médio e o leptoprosso apresenta uma forma facial alta e estreita. [20]

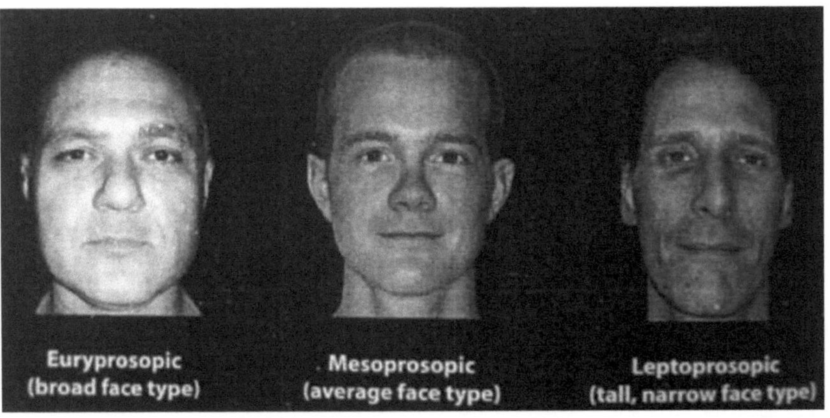

Figura 5.1 Tipo de forma facial. [20]

CAPÍTULO 6

ESTÉTICA FACIAL

A harmonia entre as caraterísticas dominantes do rosto contribui para criar um rosto bonito. As "Caraterísticas Dominantes do Rosto" são o sorriso e os seus componentes, incluindo os dentes, a gengiva, os lábios, os olhos e a forma do rosto.

Os dentistas e os especialistas em medicina dentária podem melhorar e alterar muito o sorriso e melhorar ou alterar muito a estrutura facial com ortodontia e/ou cirurgia ortognática.

"Golden Proportion" e "Beautiful Proportion" demonstram o desejo de encontrar uma definição racional e fisicamente mensurável de beleza. "A beleza é aquela experiência agradável vista com os sentidos subjectivos, interpretada pelas nossas associações, filtrada por uma filosofia de vida, capturando a nossa imaginação através da variedade e tem sido procurada desde o início dos tempos".

Lombardi definiu a "estética dentária" como a forma como as coisas são percepcionadas visualmente, que pode ser dividida em duas categorias: composição e proporção. A composição inclui a cor, o contorno e a textura relacionados entre si. A proporção é definida como o equilíbrio, a simetria, as linhas paralelas, as curvas e a forma como criam uma harmonia. Diz-se que a estética do rosto engloba três pontos de vista: o facial, o dento-facial (incluindo os dentes, a gengiva e os lábios) e o dentário. [(21)]

A disposição dos dentes humanos pode afetar a forma da mandíbula e do rosto, que desempenham um papel importante na determinação da atratividade de uma pessoa. A aparência facial afecta grandemente a saúde mental e o comportamento social de uma pessoa. Para medir a estética facial, é necessário efetuar uma análise facial, medindo os índices do rosto. [(1)]

Naini descreveu a estética facial como uma qualidade que inclui a forma e a tonalidade que podem satisfazer a visão. [(22)] A estética facial é muito útil para aumentar o sentimento de confiança pessoal e manter a aparência e a perceção individuais na comunidade social.

Não existe um rosto perfeito no mundo. Todos os rostos têm desproporções e assimetrias, tal como todos os sorrisos e a dentição associada. Por conseguinte, é necessário o olhar educado de um clínico para avaliar a desproporção e as assimetrias, a fim de chegar a um diagnóstico correto. [20]

De acordo com o estudo de Naini, há vários aspectos que devem ser tidos em conta na determinação da estética facial, nomeadamente [20]

1. Posição natural da cabeça

Para avaliar as proporções faciais, os doentes devem ser examinados na posição natural da cabeça (PNC). A PNC é uma posição padronizada e reproduzível da cabeça no espaço quando o sujeito está a focar um ponto distante ao nível dos olhos. Na PNC, o eixo visual é horizontal. Isto permite que uma vertical extra-craniana e uma horizontal perpendicular a essa vertical sejam utilizadas como linhas de referência para a análise estética facial (Figura 6.1). Isto é importante porque a inclinação de todas as outras linhas de referência, como o plano horizontal de Frankfort, está sujeita a variações biológicas. O procedimento para obter uma fotografia facial clínica em PNC consiste em colocar o sujeito na posição vertical e olhar em frente para a imagem dos seus próprios olhos num pequeno espelho situado à distância, ao nível dos olhos.

A avaliação do NHP é efectuada a partir de 2 eixos, horizontal e verticalmente. O eixo vertical pode ser ilustrado a partir da conduta que vai do teto ao chão, enquanto o eixo horizontal é o Plano Horizontal de Frankfort (FHP). (20)

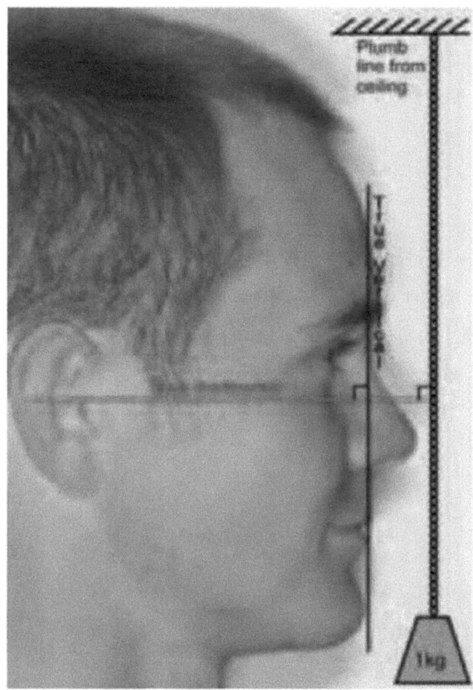

Figura 6.1 Avaliação da posição natural da cabeça (NHP) [20]

2. Análise facial frontal

A relação entre a altura e a largura da face (índice facial) indica a forma geral da face (euriprosop, mesoprosop ou leptoprosop). A relação proporcional entre a altura e a largura da face é de 1,35:1 nos homens e de 1,3:1 nas mulheres. A largura facial, medida a partir do ponto mais lateral do tecido mole que reveste cada arco zigomático (zy-zy), é aproximadamente 70% da altura facial vertical. Para além disso, a largura bitemporal, medida a partir do ponto mais lateral de cada lado da testa, é de 80-85% da largura bizigomática. A largura bigonial, medida a partir do tecido mole que cobre o ponto mais lateral de cada ângulo mandibular (gonion do tecido mole), é geralmente 70-75% da largura bizigomática. [20]

3. Proporções faciais verticais

A análise das proporções verticais é importante em qualquer plano de tratamento protético que vise alterar a dimensão vertical oclusal, bem como no planeamento da cirurgia dentofacial. Os terços faciais verticais devem ser aproximadamente iguais, embora o terço facial inferior possa ser ligeiramente maior do que o terço médio nos homens. O terço inferior da face pode ainda ser subdividido, com o lábio superior formando o terço superior e o lábio inferior e o queixo formando os dois terços inferiores. (20)

4. Proporções faciais transversais

A "regra dos quintos" descreve as proporções transversais ideais da face, que devem ser constituídas por quintos iguais, cada um deles aproximadamente igual à largura de um olho. A largura da base alar deve ser igual à largura intercantal.

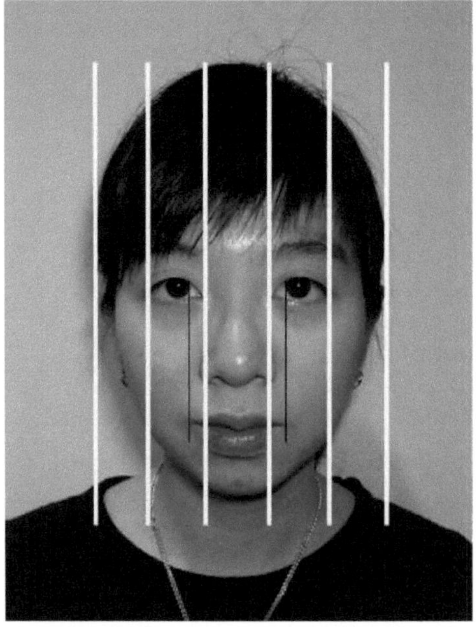

Figura 6.2 Regra das quintas.

(a fotografia foi tirada a pessoas diferentes). [20]

Isto é clinicamente importante, uma vez que o reposicionamento anterior da maxila tende a aumentar a largura da base alar. Este facto pode ser parcialmente contrariado pela colocação de uma "sutura cinch" no momento da cirurgia para manter a largura da base alar. [20]

5. Simetria facial

A simetria facial é muito importante na avaliação da estética facial, embora um pequeno grau de assimetria facial na maioria dos indivíduos ainda seja considerado normal (Figura 6.3).

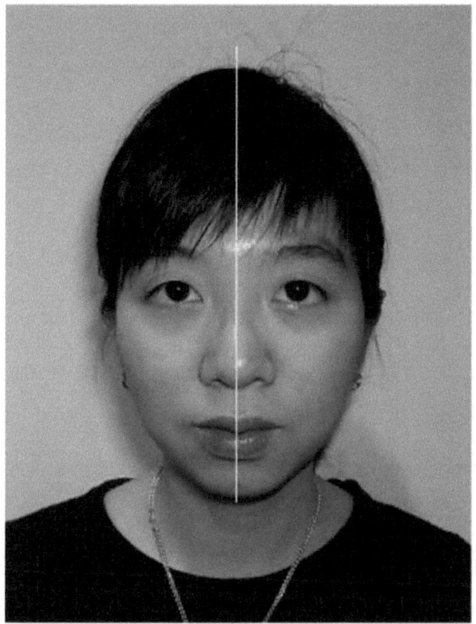

Figura 6.3 Simetria facial bilateral (a fotografia foi tirada em pessoas diferentes). [20]

A linha média facial pode ser construída utilizando dois pontos de referência principais. O filtro médio do lábio superior (arco de Cupido) deve estar na linha média da face. Uma linha que une este ponto à região glabelar média (glabela), a meio caminho entre as sobrancelhas, forma a linha média facial. No rosto simétrico, esta linha estender-se-á até ao ponto médio do queixo. A presença de uma escala no plano oclusal transversal pode ser avaliada em relação à linha interpupilar, com o doente a morder uma espátula de madeira, quer na região incisivo/canino, quer na região pré-molar/molar. Na ausência de uma escala maxilar e/ou distopia orbital vertical, o plano oclusal transversal deve ser paralelo à linha interpupilar. [20]

6. Linhas médias dentárias

A relação das linhas médias dentárias com os respectivos maxilares e com a linha média facial também deve ser avaliada na avaliação da estética facial. A linha média dentária maxilar pode ser avaliada em relação ao ponto médio do lábio superior (arco de Cupido) e também a relação dos incisivos maxilares com a linha média facial; a angulação transversal também tem de ser avaliada, porque o aumento da angulação transversal na vista frontal pode reduzir a estética dentofacial. A linha média dentária mandibular é avaliada em relação ao ponto médio do queixo. (20)

7. Estética labial

A avaliação estética dos lábios também deve ser efectuada. O acrónimo "LAMP" pode ser utilizado para avaliar o comprimento, a atividade, a morfologia e a postura dos lábios (Tabela 6.1). [(20)]

Tabela 6.1 Avaliação da estética dos lábios. ( )[20]

Linhas dos lábios	• Exposição do incisivo maxilar em repouso: 2-4 mm. • Depende do comprimento do lábio superior e da posição vertical dos incisivos maxilares. • O lábio inferior deve cobrir o terço incisal dos incisivos superiores.
Atividade labial	• Um lábio inferior em forma de tira retroinclina frequentemente os incisivos (ocorre nas más oclusões de Classe II divisão 2). • Os lábios flácidos são menos susceptíveis de alterar significativamente a sua posição com o movimento dentário antero-posterior.
Morfologia labial	• Os lábios evertidos podem dever-se à interposição de dentes incisivos maxilares proclinados. • Lábios planos ou inclinados para trás dão um aspeto "envelhecido" ao perfil facial. • É menos provável que os lábios cheios alterem significativamente a sua posição com o movimento dentário antero-posterior. • Os lábios finos são mais susceptíveis de se "achatarem" com a retração dos incisivos. • O vermelhão do lábio inferior é ligeiramente mais

	saliente do que o do lábio superior (2-3 mm).
Postura dos lábios	• Lábios unidos em repouso (competente). • Lábios habitualmente afastados em repouso mais de 3-4 mm (também designado por incompetência labial). • Potencialmente competente (os lábios não podem ser mantidos juntos devido à interposição de dentes incisivos).

8. Corredores bucais escuros

O "corredor bucal" ou "espaço negativo" é o espaço criado entre a superfície bucal dos dentes posteriores e as comissuras dos lábios quando o paciente sorri. A presença de corredores vestibulares escuros devido a:

- Estreitamento transversal do maxilar, especialmente na região dos pré-molares.
- Angulação palatina da dentição posterior maxilar. É necessário aumentar o torque radicular palatino e/ou a expansão da dentição maxilar posterior, principalmente da região dos pré-molares.
- Maxila retroposicionada. O avanço da maxila é o tratamento de eleição. (20)

9. Análise do perfil facial

A convexidade do perfil facial é uma indicação de um padrão esquelético subjacente de Classe II devido a prognatismo maxilar ou, mais provavelmente, devido a retrognatismo mandibular. A concavidade do perfil facial é uma indicação de um padrão esquelético subjacente de Classe III devido a retrognatismo maxilar ou prognatismo mandibular, ou ambos (Figura 6.4).

Existem várias análises úteis do perfil dos tecidos moles. O exame clínico pode ser apoiado por radiografias cefalométricas laterais e póstero-anteriores com análises aprofundadas para avaliar melhor os tecidos moles e as relações subjacentes dos tecidos duros. A imagiologia tridimensional também pode ser utilizada para avaliar casos mais complicados, incluindo assimetrias graves e deformidade craniofacial. (20)

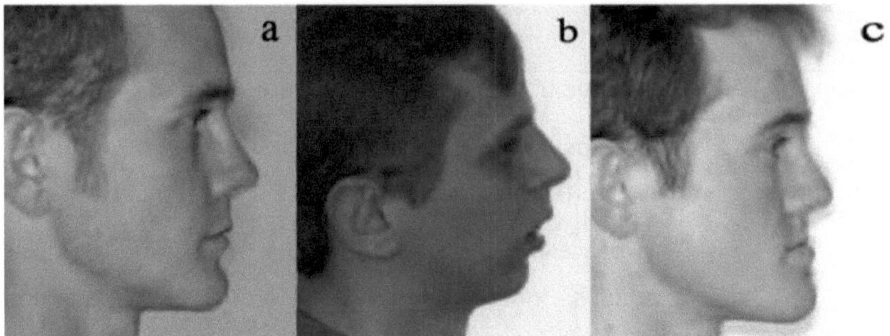

Figura 6.4 A. Perfil reto (Classe I esquelética); B. Perfil convexo (Classe II esquelética); C. Perfil côncavo (Classe III esquelética). (20)

CAPÍTULO 7

ÍNDICES FACIAIS EM CHINESES ÉTNICOS

De acordo com a história, há muito tempo que a etnia chinesa visitou a Indonésia para efetuar trocas comerciais, difundir o budismo e ciências como a literatura, etc. A chegada da etnia chinesa à Indonésia ocorreu em várias vagas. De acordo com Setiono (2002), a presença da etnia chinesa pela primeira vez no arquipélago ainda não é clara.(23) Segundo outros registos históricos, o início da chegada da etnia chinesa à Indonésia pode ser traçado desde a dinastia Han (206 a.C. - 220 d.C.), altura em que a China tinha estabelecido relações comerciais com países do Sudeste Asiático e os registos mostravam a existência de pessoas de etnia chinesa na ilha de Java. Durante a dinastia Tang (618-907 d.C.), a etnia chinesa chegou ao reino de Srivijaya.

Aquando da primeira chegada do imperador Zheng He (Cheng Ho) à Indonésia, havia muitos chineses de etnia chinesa que já estavam estabelecidos em Java, Sumatra e Bornéu. No final da dinastia Ming (1368-1644) e no início da dinastia Qing (1644-1911), o número de imigrantes de etnia chinesa que vieram para o arquipélago estava a aumentar, o que se deveu ao ataque dos povos da Manchúria contra a dinastia Ming, que provocou uma migração maciça de chineses para evitar a guerra.

[thth]Nos séculos XIX e XX, registou-se uma migração em grande número de pessoas que vieram para a Indonésia e se estabeleceram na ilha de Java e arredores, na sua maioria provenientes da região do sul da China, como os povos Teochew (Chaozhou), Hakka, Hokkien e Cantonês (Figura 7.1). A sua vinda para o arquipélago deveu-se a problemas internos, à repressão política sob o domínio da dinastia Qing e às dificuldades económicas causadas pela primeira e segunda guerras do ópio (1839-1842 e 1856-1860). [(24)]

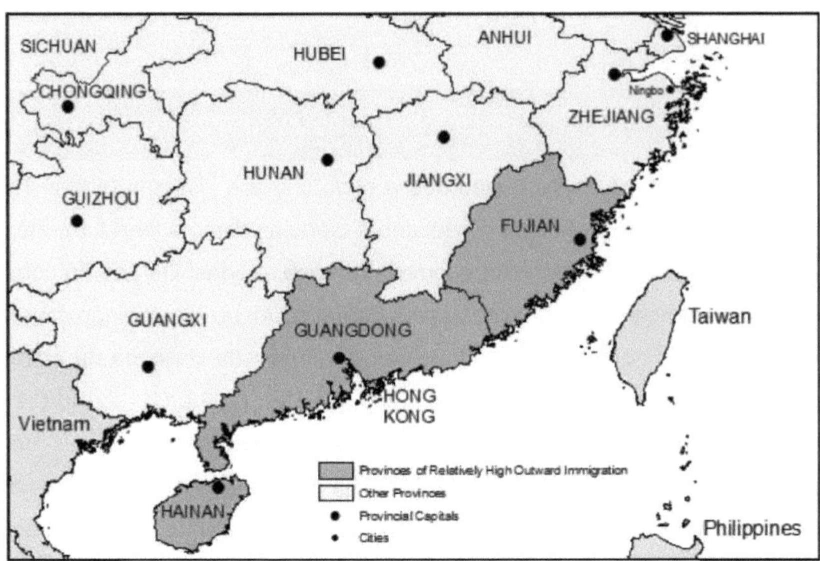

Figura 7.1 Mapa da China com grandes números de migração. ()[23]

Com base nos resultados do recenseamento nacional da população de 2010, a Indonésia tem uma população total de 237 556 363 habitantes,(25) com mais de 300 etnias. Assim, a Indonésia tornou-se, sem dúvida, o país mais rico do mundo em diversidade étnica e cultural. (26)

A população de etnia chinesa na Indonésia é de 7,67 milhões de pessoas, o que representa 3,4% da população total da Indonésia, com uma taxa de crescimento anual de 1,38%. (27) Para além da população de etnia chinesa na China continental e em Taiwan (denominada "Overseas Chinese"), a população de etnia chinesa que se estabeleceu na Indonésia é a mais numerosa do mundo.(28) Infelizmente, os dados normativos relativos à cabeça e ao rosto da etnia chinesa ainda não são adequados,(29) além disso, o rosto dos asiáticos não tem sido estudado extensivamente em comparação com o dos caucasianos, que tem sido estudado desde o Renascimento.(30)

Os resultados de um estudo sobre a população de etnia chinesa em Xi'an, na República Popular da China, obtiveram os seguintes resultados de medição: (31)

Quadro 7.1 Medições dos índices faciais em chineses étnicos em Xi'an, República Popular da China

China. (31)

Índices	Masculino	Feminino
Índice facial (n-gn / zy-zy)	89.02 ± 4.92	88.52 ± 4.89
Índice facial superior (n-sto / zy-zy)	59.39 ± 4.47	60.10 ± 4.29
Largura boca-facial (ch-ch / zy-zy)	34.27 ± 1.94	33.23 ± 2.27
Altura facial inferior - altura facial (sn-gn / n-gn)	52.03 ± 3.88	50.20 ± 3.21

Estudo sobre pessoas de etnia chinesa em Singapura (n = 30), os índices faciais obtidos são os seguintes [29]

Quadro 7.2 Medições dos índices faciais em pessoas de etnia chinesa em Singapura. [29]

Índices	Masculino	Feminino
Facial (n-gn / zy-zy)	0.8548	0.8436
Largura boca-facial (ch-ch / zy-zy)	0.343	0.3473
Altura facial inferior - altura facial (sn- gn / n-gn)	0.59	0.5779

A etnia chinesa é uma raça mongoloide, tem diferenças em relação aos caucasianos, negróides, com um perfil facial plano e um arco zigomático mais proeminente. [24] O terço médio do rosto da etnia chinesa é mais alto, enquanto nos caucasianos o terço inferior do rosto parece mais proeminente do que o terço médio do rosto, tornando o rosto da etnia chinesa mais plano. [30]

O ângulo nasolabial das pessoas de etnia chinesa tende a ser mais pequeno, o nariz menos proeminente e a ponta nasal tende a ser mais arredondada em comparação com os caucasianos. A largura da boca dos indivíduos de etnia chinesa é maioritariamente inferior à distância intercantal.

Anteriormente, na Indonésia, não existiam dados sobre os índices faciais de pessoas de etnia chinesa que pudessem ser comparados. Os autores efectuaram um estudo e mediram os índices faciais de pessoas de etnia chinesa com idades compreendidas entre os 20 e os 22 anos e os resultados foram os seguintes

(quadros 7.3 e 7.4)

Quadro 7.3 Resultados do cálculo antropométrico em homens e mulheres de etnia chinesa na Indonésia [32]

Índices faciais	Masculino	Feminino
Facial (n-gn /zy-zy)	89.5 ± 5.66	86.67 ± 4.45
Facial superior (n-sto / zy-zy)	55.35 ± 3.72	56.03 ± 2.99
Largura boca-facial (ch-ch / zy-zy)	34.69 ± 3.04	35.22 ± 2.46
Facial inferior - altura facial (sn-gn / n-gn)	61.22 ± 1.77	60.20 ± 3.81
Queixo - altura facial inferior (sl-gn / sn-gn)	50.63 ± 3.61	49.64 ± 4.04

Quadro 7.4 Percentagem da forma facial dos homens e mulheres de etnia chinesa na Indonésia. [32]

Forma do rosto	Masculino	Feminino
Hipereuriprosop	0%	6.06%
Euriprosop	6.67%	18.18%
Mesoprosop	40%	30.3%
Leptoprosop	26.67%	42.42%
Hiperleptoprosop	26.67%	3.03%

* Descrição: Hipereuriprosop (X-78,9); euriprosop (79,0-83,9); mesoprosop (84,0-87,9); leptoprosop (88,0-92,9); hiperleptoprosop (93,0-X).

A partir do estudo do autor com uma amostra total constituída por 15 homens e 33 mulheres de etnia chinesa na Indonésia, obteve-se que o tipo de forma facial nos homens era leptoprosop (89,5 ± 5,66), enquanto nas mulheres era mesoprosop (86,67 ± 4,45). A forma facial no sexo masculino tende a ser mais comprida porque, geralmente, o crescimento no sexo masculino é maior do que no feminino. [17]

O estudo do autor também revelou que o resultado do cálculo do índice facial superior (n-sto / zy-zy) no sexo feminino (56,03 ± 2,99) foi maior do que no sexo masculino (55,35 ± 3,72), estes cálculos indicam a mesma conclusão com estudos anteriores em Xian, República Popular da China, em 2003 (Xinqin Si, et al. *Proportion Index of Craniofacial Area in Xi'an Normal Adult*), que obteve o resultado do índice facial superior no sexo feminino de etnia chinesa maior do que no sexo masculino. O índice facial superior das mulheres de etnia chinesa difere quando comparado com o índice facial superior dos malaios (Ngeow WC, Aljunid ST. *Craniofacial Anthropometric Norms of Malays,* 2009) e dos canadianos provenientes do norte da Europa (Proffit WR, Fields HW, Sarver DM. *Contemporary Orthodontics*), que concluíram que o índice facial superior dos homens é maior do que o das mulheres. O resultado da largura boca - face (ch- ch / zy-zy) mostrou que o resultado deste índice no género feminino foi maior (35,22 ± 2,46) do que no género masculino (34,69 ± 3,04).

O resultado do índice de altura facial inferior (sn-gn / n-gn) neste estudo mostrou que o índice é maior no sexo masculino (61,22 ± 1,77) do que no sexo feminino (60,20 ± 3,81), pelo que o resultado do índice de altura facial inferior (sn-gn / n-gn) neste estudo mostrou um resultado semelhante ao de estudos anteriores sobre a etnia chinesa em Xian, a etnia chinesa em Singapura, os malaios e também os caucasianos, em que o índice de altura facial inferior é maior no sexo masculino do que no feminino.

Queixo - índice facial inferior (sl-gn / sn-gn) obteve-se que o resultado foi maior no sexo masculino (50,63 ± 3,61) do que no sexo feminino (49,64 ± 4,04). As diferenças no cálculo acima devem-se a variações individuais que foram influenciadas pelo género, raça/etnia.[9]

CAPÍTULO 8

ÍNDICES FACIAIS COMPARANDO A ETNIA CHINESA E NÃO CHINESA

O estudo efectuado por Alam (2015) sobre três raças na Malásia (malaia, chinesa e indiana) revelou que ambas apresentavam padrões e tendências semelhantes na comparação inter-racial e intersexo. Os resultados do estudo mostraram que os chineses da Malásia registaram o valor mais elevado tanto para a altura facial total como para a largura facial em indivíduos do sexo masculino e feminino. Tem sido amplamente sustentado que, em comparação com outras raças, os homens indianos da Malásia revelaram ter os valores mais baixos tanto para a altura facial total como para a largura facial, enquanto as mulheres indianas da Malásia também apresentaram os valores mais baixos para a largura facial. Além disso, o estudo também indicou que os indivíduos do sexo masculino apresentavam valores mais elevados para a altura facial total e a largura facial em comparação com os indivíduos do sexo feminino nas três populações da Malásia.

Em contrapartida, Farkas et al. referiram que os indivíduos do sexo feminino apresentam valores mais elevados de altura facial total em comparação com os indivíduos do sexo masculino na população checa e indiana, enquanto os indivíduos do sexo feminino gregos apresentam valores mais elevados de largura facial em comparação com os indivíduos do sexo masculino.

A altura facial total dos homens chineses da Malásia (188,4 mm) apresentou valores quase semelhantes aos dos homens chineses de Singapura (187,3 mm), o que poderá ser explicado por uma origem ancestral semelhante. O valor semelhante da altura facial total também foi apresentado pelos indivíduos do sexo masculino da Letónia (187,3 mm). As medidas da altura facial total das mulheres chinesas da Malásia (172,6 mm) também coincidem com os valores das mulheres norte-americanas (172,5 mm). A altura facial total dos homens indianos da Malásia (178,3 mm) foi semelhante à dos homens gregos (178,7 mm). As mulheres malaias (161,8 mm) e as mulheres egípcias (161,4 mm) apresentaram uma altura facial total quase semelhante. A largura facial das mulheres malaias (114,8 mm) mostrou-se próxima do valor das mulheres nigerianas do nordeste (115,1 mm). [33]

Para além da etnia chinesa, alguns estudos anteriores revelaram os dados antropométricos da etnia malaia. [7]

Tabela 8.1 Medidas dos índices faciais na etnia malaia.[7]

Índices faciais	Masculino	Feminino
Cara (n-gn / zy-zy)	0.9004	0.798
Face superior (n-sto / zy-zy)	0.5811	0.5182
Largura boca-facial (ch-ch / zy-zy)	0.3683	0.3362
Altura facial inferior - altura facial (sn-gn / n-gn)	0.5742	0.5653

Com base nos cálculos efectuados por Farkas para os canadianos provenientes de Na Europa do Norte, o valor resultante dos índices faciais é apresentado no quadro seguinte: [2]

Tabela 2.8 Medições dos índices faciais em canadianos originários do Norte da Europa. ( )[2]

Índices faciais	Masculino	Feminino
Rosto (n - gn/ zy - zy)	88.5 ± 5.1	86.2 ± 4.6
Face superior (n-sto/zy-zy)	54. 0 ± 3.1	52.4 ± 3.1
Altura facial inferior - altura facial (sn-gn / n-gn)	59.2 ± 2.7	58.6 ± 2.9

CAPÍTULO 9

DIRECTRIZES PARA A REALIZAÇÃO DE MEDIÇÕES ANTROPOMÉTRICAS DOS ÍNDICES FACIAIS

As medições antropométricas efectuadas no sujeito devem ser realizadas após a cessação do crescimento e desenvolvimento da face. A altura do crânio no momento do nascimento atingiu 70% do crânio adulto, enquanto a largura do crânio atingiu 65% do crânio adulto. O período de crescimento e desenvolvimento no sexo feminino pára aos 18 anos e aos 20 anos no sexo masculino. [(17)]

Os índices faciais são muito influenciados pela etnia, idade, condições médicas, etc. Assim, para realizar um estudo neste domínio em condições normais, o sujeito tem de ser selecionado de acordo com critérios de inclusão e exclusão.

Alguns critérios para efetuar a medição dos índices faciais:

- O sujeito deve ter a mesma etnia há pelo menos 3 gerações (por exemplo, o avô e a avó paternos e maternos, o pai e a mãe têm a mesma etnia)
- O sujeito deve ter uma faixa etária semelhante
- O crescimento e o desenvolvimento estão concluídos (18 nas mulheres e 20 nos homens)
- Deve ser diferenciado por género

As condições que podem interferir na medição dos índices faciais incluem

- Ter obstrução nasal persistente. [(34)]
- Estar a receber / ter recebido tratamento ortodôntico.
- Tem anomalias craniofaciais complexas (como lábio leporino, fracturas craniofaciais, etc.).
- O índice de massa corporal (IMC) é superior ao normal (IMC superior a 30 = obesidade de classe 2). [(35)]
- Tinha sido submetido a uma cirurgia facial.

Procedimentos de investigação

Para realizar um estudo sobre índices faciais, é essencial uma autorização ética, que deve ser aprovada pelo comité competente antes de iniciar o estudo (Figura 9.1). Um procedimento passo a passo para efetuar uma medição antropométrica dos índices faciais:

1. Os sujeitos da investigação têm de ser informados sobre os procedimentos e preencher o consentimento informado

2. Os sujeitos da investigação preencheram previamente um questionário para saberem se estavam incluídos nos critérios de inclusão ou exclusão (Figura 9.2).

3. Depois de preencherem o questionário, os sujeitos da investigação que satisfaziam os critérios de inclusão foram ainda medidos quanto aos seus pontos de parâmetro na face, tal como já foi elaborado anteriormente.

4. As medições obtidas foram registadas na tabela de medições; cada medição no sujeito foi efectuada duas vezes para minimizar os erros (Figura 9.3).

5. As fotografias dos sujeitos foram tiradas na direção frontal e lateral.

6. O cálculo dos índices faciais foi efectuado de acordo com a fórmula acima indicada, utilizando uma calculadora, e foi registado na ficha de resultados.

7. Os resultados dos índices faciais são depois introduzidos num computador para cálculos estatísticos.

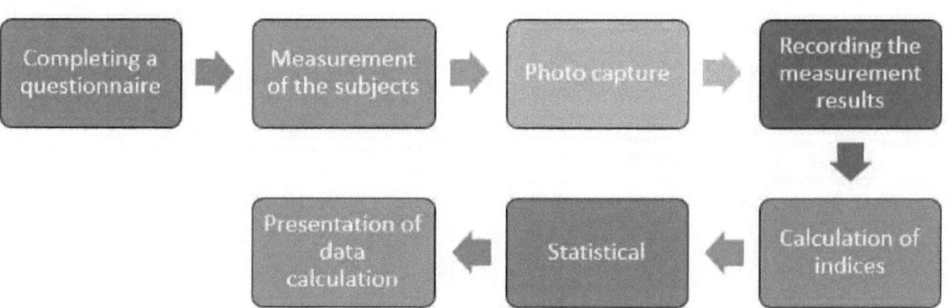

Diagrama 9.1 Procedimento e fluxo da investigação

Os pontos de parâmetro baseados no índice a ser medido devem ser definidos nos indivíduos antes de se efetuar a medição dos índices (Figura 9.2). Alguns exemplos são:

1. Zy (zygion): ponto mais lateral do arco zigomático.
2. N (nasion): ponto da linha média do tronco nasal e da sutura nasofrontal.
3. Gn (gnation): o ponto mais baixo da linha média, no bordo inferior da mandíbula.
4. Sto (estoma): ponto imaginário na intersecção entre a linha média facial e a fissura labial horizontal em lábios fechados, estando os dentes cobertos quando os lábios estão em posição natural.
5. Sn (subnasal): ponto médio do canto situado na base da columela, ponto de encontro entre o bordo inferior do septo nasal e a superfície do lábio superior.
6. Ch (chelion): ponto situado na comissura labial.
7. Sl (sublabial): o bordo inferior do lábio inferior ou o bordo superior do queixo.

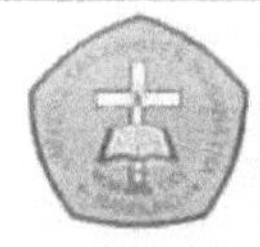

KOMISI ETIK PENELITIAN
FAKULTAS KEDOKTERAN
UK MARANATHA - R.S. IMMANUEL
BANDUNG
No Reg : 033/KNEPK/2008

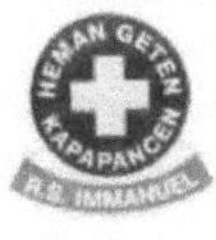

Email: ethic_fkukmrsi@med.maranatha.edu

SURAT KEPUTUSAN
NO: 152/KEP FK UKM - RSI/IV/2011

Menimbang:
a) Bahwa dalam upaya melindungi hak asasi dan kesejahteraan subjek penelitian kesehatan harus mendapat penilaian dan rekomendasi etik penelitian kesehatan dari Komite Etik Penelitian Kesehatan
b) bahwa sehubungan dengan butir (a) tersebut diatas telah diajukan permohonan penilaian dan rekomendasi etik penelitian kesehatan berjudul:

Perhitungan Indeks Wajah Pada Mahasiswa dan Mahasiswi Etnis Tionghoa Umur 20-22 Tahun di Fakultas Kedokteran Universitas Kristen Maranatha

oleh **Calvin Kurnia**

selaku penanggung jawab penelitian

c) bahwa terhadap permohonan tersebut pada butir (b) telah dilakukan pengkajian yang mendalam oleh Komite Etik Penelitian Kesehatan
d) bahwa sehubungan dengan butir (a), (b) dan (c) perlu dikeluarkan surat keputusan hasil penilaian dan rekomendasi kelayakan etik penelitian *(ethical approval)*

Mengingat: Surat Keputusan Dekan Fakultas Kedokteran Universitas Kristen Maranatha No. 317/III/S.Kep./FK-UKM/2011, tentang PEMBENTUKAN DAN PENGANGKATAN PENGURUS KOMISI ETIK PENELITIAN FAKULTAS KEDOKTERAN UNIVERSITAS KRISTEN MARANATHA – RUMAH SAKIT IMMANUEL (KEP FK UKM-RSI).

M E M U T U S K A N

Menetapkan — Pertama — Menyetujui dan mengijinkan pelaksanaan penelitian berjudul:

____

dengan penanggung jawab:

XXXXXXXX

Kedua — Surat keputusan ini berlaku sejak ditetapkan dengan ketentuan akan ditinjau kembali apabila di kemudian hari ternyata terdapat kekeliruan

Ditetapkan di : Bandung
Pada tanggal : 2 April 2011

Ketua — Sekretaris

FAKULTAS KEDOKTERAN UK. MARANATHA — KOMISI ETIK PENELITIAN — RUMAH SAKIT IMMANUEL

Prof. DR H.R Muchtan Sujatno, dr, SpFK(K) — Dr. Diana Krisanti Jasaputra, dr, M Kes

Figura 9.1 Exemplo de autorização ética emitida pelo comité de ética competente.

Angket pengukuran antropometri

Questionnaire of anthropometric measurement

Nama:
Name

Jenis Kelamin: Perempuan/Laki-laki *
Gender Female/Male

Alamat:
Address

Tempat/Tgl Lahir:
Place and D.O.B

Berat Badan:
Weight

Tinggi Badan:
Height

----

1. Apakah Anda keturunan etnis Tionghoa: Ya / Tidak
   Are you ethnic Chinese descendant Yes / No

2. Dilihat dari hubungan keluarga di bawah ini, apakah Ayah, Ibu, Kakek dari Ayah, Nenek dari Ayah, Kakek dari Ibu, Nenek dari Ibu termasuk keturunan etnis Tionghoa?
   from family relationships below, whether father, mother, grandparent from paternal and maternal side are ethnic Chinese?
   - Ayah: Ya / Tidak / Tidak Tahu
     Father: Yes/No/ Do not know
   - Ibu: Ya / Tidak / Tidak Tahu
     Mother: Yes/No/ Do not know
   - Kakek dari Ayah: Ya / Tidak / Tidak Tahu
     Grandfather (Paternal): Yes/No/ Do not know
   - Nenek dari Ayah: Ya / Tidak / Tidak Tahu
     Grandmother (Paternal): Yes/No/ Do not know
   - Kakek dari Ibu: Ya / Tidak / Tidak Tahu
     Grandfather (Maternal): Yes/No/ Do not know
   - Nenek dari Ibu: Ya / Tidak / Tidak Tahu
     Grandmother (Maternal): Yes/No/ Do not know

3. Apakah Anda pernah dilakukan perawatan ortodontik: Ya / Tidak
   Have you ever done the orthodontic treatment: Yes / No

4. Apakah Anda pernah melakukan operasi pada daerah wajah: Ya / Tidak . Jika Ya, sebutkan operasi apakah yang pernah anda lakukan ________________________
   Have you ever had facial surgery: Yes / No. If yes, please specify what surgery had been done
   ____

5. Apakah Anda pernah/sedang memiliki gangguan obstruksi hidung yang menetap: Ya / Tidak . jika ya, kapan ____________________________
   Have you been / are being impaired persistent nasal obstruction: Yes / No. if yes, when
   ____

6. Apakah Anda bersedia untuk dilakukan penelitian lebih lanjut dengan cara dilakukan pengukuran indeks wajah menggunakan jangka sorong: Ya / Tidak
   Are you willing to do further study and be measure for facial indices by using a caliper: Yes

Figure 9.2 Exemplo de questionário antropométrico

Lembar Pengukuran
Measurement Sheet

Nama:
Name

Alamat:
Address

Jenis Kelamin: Laki-laki / Perempuan
Gender: Male / Female

No	**Indeks** *Indices*	**Pengukuran ke-1** *1st measurement*	**Pengukuran ke-2** *2nd Measurement*	**Rata-rata** *Average*
1	Panjang wajah: **n-gn** *Facial*			
2	Lebar zygomatik: **zy-zy** *Zygomatic width*			
3	Panjang wajah atas: **n-sto** *Upper facial height*			
4	Lebar mulut: **ch-ch** *Mouth width*			
5	Panjang wajah bawah: **sn-gn** *Lower facial height*			
6	Panjang dagu: **sl-gn** *Chin height*			

Hasil Perhitungan Indeks
Results

No	**Indeks** *Indices*	**Hasil** *Results*
1	Wajah: Panjang wajah/lebar zygomatik *Facial: facial height/zygomatic width* • Panjang wajah: n-gn *Facial height* • Lebar zygomatik: zy-zy *Zygomatic width*	
2	Wajah atas: Panjang wajah atas/lebar zygomatik *Upper facial: upper facial height / zygomatic width* • Panjang wajah atas: n-sto *Upper facial height* • Lebar zygomatik: zy-zy *Zygomatic width*	
3	Mulut-lebar wajah: lebar mulut x 100/lebar zygomatik *Mouth-facial width: mouth width x 100/zygomatic width* • Lebar mulut: ch-ch *Mouth width* • Lebar zygomatik: zy-zy *Zygomatic width*	
4	Wajah bawah-tinggi wajah: Panjang wajah bawah/panjang wajah *Lower facial-facial: Lower facial height/facial height* • Panjang wajah bawah: sn-gn *Lower facial height* • Panjang wajah: n-gn *Facial height*	
5	Dagu-tinggi wajah: Panjang dagu x 100/panjang wajah bawah *Chin-facial: Chin height x 100/lowe facial height* • Panjang dagu: sl-gn *Chin height* • Panjang wajah bawah: sn-gn *Lower facial height*	

Figure 9.3 Exemplo de formulário de registo de medidas antropométricas

A medição é efectuada medindo a distância entre os dois pontos de parâmetro de acordo com os índices a medir. Abaixo estão alguns exemplos de fórmulas de índices:

1. Índice facial: Altura facial / largura zigomática

- Altura facial morfológica: n-gn
- Largura do zigomático: zy-zy

2. Índice facial superior: Altura da face superior / largura do zigomático

- Altura facial superior: n-sto
- Largura do zigomático: zy-zy

3. Largura boca-facial: largura da boca x 100 / largura zigomática

- Largura da boca: ch-ch
- Largura do zigomático: zy-zy

4. Altura facial inferior - altura facial: Altura facial inferior / altura facial

- Altura facial inferior: sn-gn
- Altura facial morfológica : n-gn

5. Altura queixo-face inferior: Altura do queixo x 100 / Altura facial inferior

- Altura do queixo: sl-gn
- Altura facial inferior: sn-gn

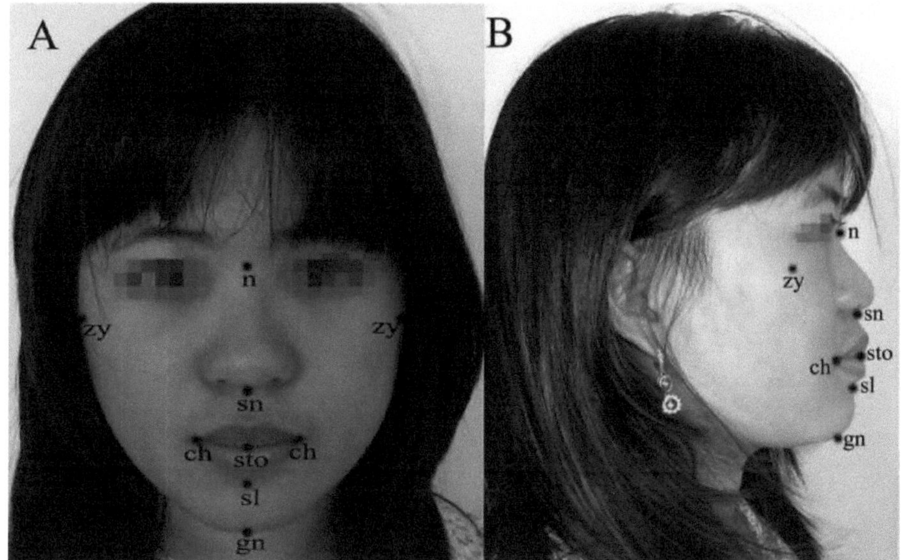

Figura 9.4 A. Alguns pontos de parâmetro da face em vista frontal, B. vista lateral. [32]

É necessário efetuar uma preparação antes da medição dos índices faciais, incluindo a preparação dos equipamentos e materiais a utilizar na medição e também é necessário ter em atenção a técnica de esterilização. Devido ao facto de se tratar de um procedimento não invasivo, a esterilização com álcool a 70% também é adequada e eficaz.

Os equipamentos e materiais a utilizar na medição dos índices faciais são os seguintes

1. Pinça
2. Lápis para sobrancelhas
3. Luvas de mão
4. Câmara digital
5. Calculadora
6. Computador
7. Questionário
8. Consentimento informado

9. Algodão
10. Álcool
11. Tecido

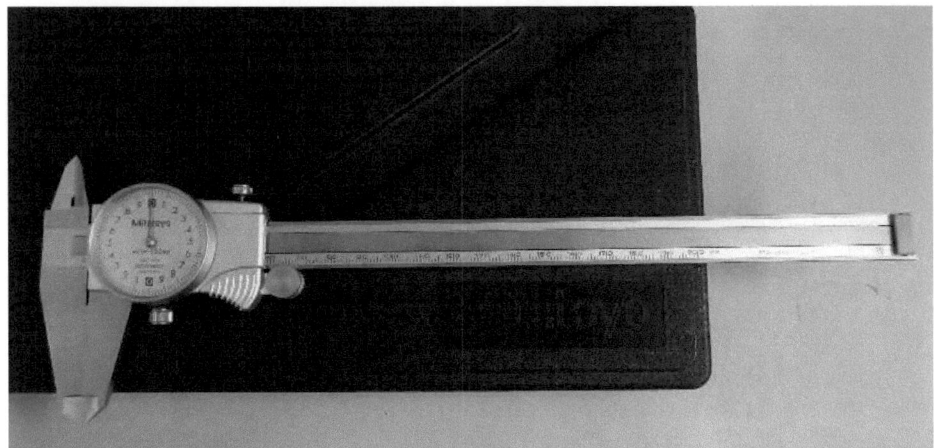

Figura 9.5 Produção de paquímetros da Mitutoyo Corp, Kawasaki, Japão.

BIBLIOGRAFIA

1. Sarver DM. Esthetic Orthodontics and Orthognatic Surgery (Ortodontia Estética e Cirurgia Ortognática). Missouri: Mosby; 1998.

2. Proffit WR, Fields HW, Sarver DM. Ortodontia Contemporânea. 4th ed. Canadá: Elsevier Health Sciences; 2006: 176-177.

3. Linden VD. Facial Growth and Facial Orthopedics (Crescimento Facial e Ortopedia Facial). Chicago:

Quintessence Publishing Co., Ltd; 1986: 175.

4. Dorland WA. Kamus Kedokteran Dorland. Edisi 29. Jakarta : Penerbit

Buku Kedokteran EGC; 2000: 119.

5. Eijk DJV, et al. Um levantamento antropométrico 3D da cabeça chinesa. [serial online] 2011 [citado 16 de outubro de 2011]. Disponível em URL: http://repository.tudelft.nl/assets/uuid:2d038418-8923-4605-92e8-ca3df57ea731/ContentThesis.pdf

6. Hussuna AE. Variação estatística de modelos tridimensionais de faces. [serial online] 2003 [citel 18 de fevereiro de 2011]. Disponível em URL: http://image.diku.dk/sporring/teaching/specialer/El-Hussuna.030404.pdf

7. Ngeow WC, Aljunid ST. Craniofacial Anthropometric Norms of Malays [Normas Antropométricas Craniofaciais dos Malaios]. [serial online] 2009 [citado 20 de fevereiro de 2011]. Disponível em URL: http://smj.sma.org.sg/5005/5005a14.pdf

8. Elder R, et al. The use of anthropometric proportion indices in the measurement of facial attractiveness. [serial online] 2006 [citado 16 de fevereiro de 2011]. Disponível em URL: http://ejo.oxfordjournals.org /content/28/3/274.full.pdf+html

9. Baral P, et al. An anthropometric study of facial height among four endogamous communities in the Sunsari district of Nepal [estudo antropométrico da altura facial em quatro comunidades endogâmicas no distrito de Sunsari do Nepal]. [serial online] 2010 [citado 12 de outubro de 2011]. Disponível em URL: http://smj.sma.org.sg/5103/5103a2.pdf

10. Lee HJ, Park SJ. Comparison of Korean and Japanese Head and Face Anthropometric Characteristics [serial online] 2008 [cited 17 February 2011]. Disponível em URL: http://www.ncbi.nlm.nih.gov/pubmed/ 19130800

11. Subcomissão de Biometria do Conselho Nacional de Ciência e Tecnologia dos EUA (NSTC). Reconhecimento facial. [serial online] 2006 [citado em 11 de dezembro de 2015]. Disponível a partir de URL : http: http://www.biometrics.gov/Documents/FaceRec.pdf

12. Moore KL, Persaud TVN. Before We Are Born: Essentials of Embryology and Birth Defects [Antes de nascermos: fundamentos da embriologia e defeitos congénitos]. 7th ed. Saunders: 2008.

13. Sadler TW. Langman's Medical Embryology. 12th ed. Lippincott Williams & Wilkins. 2012.

14. Norton NS. Netter's Head and Neck Anatomy for Dentistry. China: Saunders Elsevier; 2007: 27

15. Drake RL, Vogl W, Mitchell AWM. Grays's Anatomy for Students. 1st ed. China: Elsevier Inc; 2005: 763-767

16. Susan Standring, et al. Grays's Anatomy The Anatomical Basis of Clinical Practice. 40th ed. Churchill Livingstone; 2008: 475

17. McDonald RE, David RA, Dean JA. Dentistry for the Child and Adolescent. 8th ed. St. Louis: Mosby Elsevier; 2004: 582-586.

18. Berkovitz BKB. A Textbook of Head and Neck Anatomy. Espanha: Year Book Medical Publisher, Inc. 1988

19. Rakosi T, Jonas I, Graber TM. Atlas Colorido de Medicina Dentária Ortodontia - Diagnóstico. 1st ed. Alemanha: Thieme; 1993: 108-109

20. Naini FB, Gill DS. Estética facial: Clinical Assessment. [serial online] 2008 [citado 17 de outubro de 2011]. Disponível em URL: http://www. orthodonticspecialist.co.uk/dentist_information/facial%20aesthetics%20 2.pdf

21. 21. Rabie ABM, Wong RWK, King NM. Medicina Dentária Estética e

Orthodontics. [serial online] 2006 [citado] 25 de outubro de 2011. Disponível em

URL: http://www.fmshk.org/database/articles/mdaugustmbprofrabie.pdf

22. Naini FB. Facial Aesthetics Concepts & Clinical Diagnosis. Wiley- Blackwell, 1st ed. 2011.

23. Lim H, Mead D. Chinese in Indonesia: A Background Study. [serial online] 2011 [citado em 11 de outubro de 2011]. Disponível em URL: http://www.sil.org/silesr/2011/silesr2011-028.pdf

24. Darini R. Nationalisme Etnis Tionghoa di Indonesia. [citado 9 de outubro de 2011]. Disponível em URL: http://eprints.uny.ac.id/2998/3/NASION ALISME_ETNIS_TIONGHOA.pdf

25. Departamento de Estatística de Badan. Hasil Sensus Penduduk 2010. [serial online] 2010 [citado 20 de março de 2011]. Disponível em URL: http://www.bps.go.id /65tahun/SP2010_agregat_data_perProvinsi.pdf

26. Chang YH. Reconceptualising Ethnic Chinese Identity in Post-Suharto Indonesia" [Reconceptualização da identidade étnica chinesa na Indonésia pós-Suharto]. [serial online] 2006 [citado 16 de fevereiro de 2011]. Disponível em URL:http://repository.uwa.edu.au/R/-?func=dbin-jump-

full&local_base=G EN01-INS01&object_id=8642

27. Comissão para os Assuntos dos Compatriotas Ultramarinos, República da China. Perkiraan Statistik Jumlah Penduduk Tionghoa-Indonesia Tahun 2006. [serial online] 2007 [citado em 19 de março de 2011]. Disponível a partir de URL: http://www.ocac.
gov.tw/download.asp?tag=P&file=DownFile/File_9894.pdf&no=9894

28. Comissão para os Assuntos dos Compatriotas Ultramarinos, República da China. Álbum Populasi Etnis Tionghoa. 3rd ed. [serial online] 2009 [citado em 20 de março de 2011]. Disponível em URL: http://www.ocac.gov.tw/download.asp?tag =P&file=DownFile/File_21339.pdf&no=21339

29. Farkas LG. Estudo Antropométrico Internacional da Morfologia Facial em Vários Grupos Étnicos/Raças. [serial online 2005] [citado 20 de fevereiro de 2011]. Disponível em URL: http://www.femininebeauty.info/farkas.pdf

30. Roland STS, et al. Comparação das proporções faciais estéticas de mulheres

brancas e chinesas do sul. [serial online] 2000 [citado 21 de maio de 2011]. Disponível em URL: http://archfaci.ama-assn.org/content/2/2/11 3.full.pdf

31. Xinqin Si, et al. Índice de Proporção da Área Craniofacial em Adultos Normais de Xi'an. [serial online] 2003 [citado 22 de maio de 2011]. Disponível em URL: http://unit.xjtu.edu.cn/xamuoral/cms/upimg/soft/10_080602102841.pdf

32. Kurnia C, et al. Índices faciais na etnia chinesa com idades compreendidas entre os 20 e os 22 anos. [serial online].

2012 [citado 22 de dezembro de 2015]. Disponível em URL: http://jdentistry.ui.ac.id/index.php/JDI/article/viewFile/121/111

33. Alam MK, et al. Multiracial Facial Golden Ratio and Evaluation of Facial Appearance [rácio de ouro facial multirracial e avaliação do aspeto facial]. [serial online] 2015 [citado] 28 de dezembro de 2015. Disponível em URL: http://www.plosone.org/article/fetchObject.action?uri=info:doi/10.1371/jo urnal.pone.0142914&representation=PDF

34. Cakirer B, et al. The Relationship Between Craniofacial Morphology and Obstructive Sleep Apnea in Whites and in African-Americans [serial online] 2001 [citado em 27 de março de 2011]. Disponível em URL: http://ajrccm.atsjournals.org/cgi/reprint/163/4/947

35. Inoue S, et al. A perspetiva da Ásia-Pacífico: Redefinindo a Obesidade e o seu Tratamento. [serial online] 2000 [citado] 23 de fevereiro de 2011. Disponível em URL: http://www.wpro.who.int/NR/rdonlyres/0A35147B-B1D5-45A6-

9FF2-F7D86608A4DE/0/Redefinição da obesidade.pdf

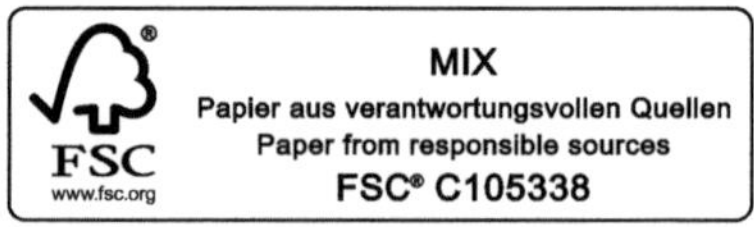

Printed by Books on Demand GmbH, Norderstedt / Germany